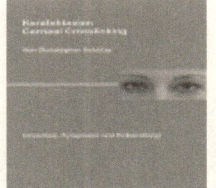

Inhalt

Zusammenfassung: 3

Wissenschaftlicher Hintergrund: 4

Die menschliche Hornhaut: 4

Auswahl ektatischer Hornhauterkrankungen bei denen Corneal Crosslinking zur Anwendung kommt: 5

Grundlegendes zu irregulärem Astigmatismus und Keratektasie: 8

Behandlung ektatischer Hornhauterkrankungen durch CXL: 9

Ergebnisse der Grundlagenforschung: 10

Indikationen für CXL: 10

Standardverfahren und klinische Ergebnisse: 11

Das Dresden Protokoll: 12

CXL und photorefraktive Keratektomie: 13

Pelluzidale marginale Hornhautdegeneration: 13

Corneal Crosslinking als Therapieoption bei Infektionen der Hornhaut: 15

CXL bei bullöser Keratopathie nach Kunstlinsenimplantation: 16

Komplikationen der Behandlung: 17

Referenzen: 19

Zusammenfassung:

Vernetzung von Kollagen (Corneal Crosslinking) bezeichnet eine relativ neue und therapeutisch einzigartige Behandlungsmethode der Hornhaut (Cornea), und beschreibt die Fähigkeit von Kollagenfibrillen, starke chemische Bindungen mit benachbarten Fibrillen einzugehen, was zu einer Verbesserung der Sehleistung und morphologischen Stabilisierung bei betroffenen Patient/innen mit ektatischen Hornhauterkrankungen führt. In der Hornhaut tritt eine natürliche Kollagenvernetzung mit zunehmendem Alter aufgrund von oxidativen Reaktionsprozessen auf, die innerhalb der Endketten des Kollagens stattfindet. Diese natürliche Vernetzung von Kollagen erklärt möglicherweise, warum sich ektatische Hornhauterkrankungen (Keratokonus, pelluzidale marginale Degeneration) häufig in der Adoleszenz oder im frühen Erwachsenenalter klinisch manifestieren, sich aber bei Patient/innen in mittlerem Alter tendenziell stabilisieren. Die Technik zeigt durch ihre stabilisierende Wirkung auch Erfolge bei therapieresistenten Keratitiden und bullöser Keratopathie. Die Grundlagen für die derzeit eingesetzten Corneal Crosslinking (CXL) Techniken sind UV-Licht und Vitamin B2 (Riboflavin), dessen Anwendung Kollagenvernetzung induziert, und die Hornhaut steifer und gegenüber enzymatischer Verdauung widerstandsfähiger macht. Die Anwendung eines seit dem Jahr 2003 eingeführten Behandlungsprotokolls (Dresdner Protokoll) hat sich klinisch etabliert. Wünschenswerte Therapieergebnisse im Rahmen der Behandlung von ektatischen Hornhauterkrankungen sind beispielsweise eine Verbesserung des Visus, sowie eine deutliche Abnahme der mittleren Keratometrie im 1. Jahr.

Wissenschaftlicher Hintergrund:

Corneal Crosslinking (CXL) beschreibt eine relativ neue therapeutisch einzigartige Methode, die ultraviolettes Licht in Kombination mit Riboflavin-Augentropfen (ein Vitamin B2-Abkömmling) therapeutisch nutzt und zu einer Verbesserung der visuellen Funktion bei Patient/innen mit ektatischen Hornhauterkrankungen führt. Durch die Behandlung erfolgt die photochemische Vernetzung der oberflächlichen Kollagenfibrillen der Hornhaut, wodurch eine Quervernetzung der Kollagenfasern erreicht wird. Durch die Anwendung dieser Behandlung wird die Hornhaut mechanisch stabiler, was bei verschiedenen Hornhauterkrankungen eine wichtige Behandlungsmöglichkeit darstellt. Zu diesen Erkrankungen zählen ektatische Hornhautleiden wie der Keratokonus, oder die pelluzidale marginale Degeneration. Alle genannten Erkrankungen haben eine Verdünnung der Hornhaut und eine fortschreitende Sehverschlechterung zur Folge. Etwa 30% betroffener Patient/innen benötigen ohne Behandlung früher oder später eine Hornhauttransplantation [1-4].

Zusammengefasst ist das Ziel der CXL Behandlung eine Stabilisierung der Hornhaut in einem möglichst frühen Stadium und damit der Erhalt einer möglichst guten Sehschärfe für betroffene Patient/innen. Größere chirurgische Eingriffe wie etwa eine Hornhauttransplantation können somit verhindert werden [1-6]. Gefolgt von einer mehrjährigen Entwicklungsphase im Labor wurden 2003 die ersten Behandlungen an Patient/innen mit einem Keratokonus vorgenommen [1-6].

Die Intensität der UV-Strahlung wird so gewählt, dass die unter der Hornhaut gelegenen Augenstrukturen nicht geschädigt werden. Bei der Operation wird im ersten Schritt das Epithel (äußere Schicht) der Hornhaut unter örtlicher Betäubung entfernt. Dieser Vorgang ist notwendig, um das Eindringen von den angewendeten Riboflavin-Augentropfen in die Hornhaut zu ermöglichen. Anschließend wird die Hornhaut 30 Minuten lang mit UV-Licht behandelt [1-6].

Die menschliche Hornhaut:

Eine regelrecht benetzte und klare Hornhaut (Cornea) ist eine Voraussetzung für scharfes Sehen. Die Cornea hat eine Brechkraft von +43 Dioptrien (dpt) und übernimmt den Hauptanteil der Lichtbrechung zur Bildfokussierung. Zirkulär ist die Cornea durch den Limbus von der Sklera (Lederhaut) abgegrenzt. Die normale menschliche Hornhaut ist meist horizontal elliptisch (Durchmesser 11,7 mm × 10,6 mm) und sphärisch gewölbt. Der Radius dieser Wölbung beträgt etwa 7,7 mm. Im Zentrum ist die Hornhaut dünner (0,52 mm) als am Rand (0,67 mm) [1-6].

Die oberflächlichste Schicht der Hornhaut (Epithel) besteht aus 5-6 Schichten mehrschichtiger Epithelzellen. Die oberflächlichen Zellen grenzen an den Tränenfilm an und sind mit zahlreiche Mikrozotten bzw. Mikrovilli besetzt. Diese Zellen tragen zur Stabilisierung des Tränenfilms und der Aufnahme von Nährstoffen bei. Die Basalzellen bilden die unterste Zellschicht und sind durch Desmosomen an den Vorder- und Seitenwänden, sowie basalen Hemidesmosomen mit der Basalmembran verbunden.

Die Bowman-Membran liegt zwischen Stroma und Basalmembran. Ihre Kollagenfibrillen sind zufällig angeordnet und bestehen aus abgesonderten Keratinozyten des Stromas. Die Bowman-Membran ist essentiell für die Erhaltung der Epithelstruktur [5, 6].

Das Hornhautstroma macht etwa 90 % der gesamten Hornhautdicke aus. Als mittlere Schicht der Hornhaut hat sie einen Durchmesse von ca. 400–500 µm und ist die dickste aller Hornhautschichten. Das Stroma besteht zum großen Teil aus Bindegewebe und enthält ebenfalls Nervenzellen. Quellungsgleichgewicht und Anordnung der Kollagenfibrillen sind Voraussetzungen für die Transparenz der Hornhaut [5, 6].

Die Descement-Membran ist eine durchsichtige und homogene Schicht und besteht hauptsächlich aus Laminin und Kollagenfasern des Typs VIII. Die Descement-Membran ist eine widerstandsfähige und elastische Membran, die als Schutzschicht für das Endothel wirkt und eine wichtige Rolle bei der Bekämpfung von Infektionen, mechanischen und chemischen Verletzungen, sowie enzymatischer Zerstörung spielt [5-10].

Das Endothel ist dem Kammerwasser zugewendet und besteht aus einer einzelnen hexagonalen Zellschicht. Dieses ist etwa 5 µm dick und hat einen Durchmesser von ca. 20 µm. Durch Spaltverbindungen können Moleküle und Elektrolyte zwischen den Endothelzellen hindurch gelangen. Für die Aufrechterhaltung der Pumpleistung des Endothels ist eine Zelldichte von mindestens 300–800 Zellen/mm² nötig. Andernfalls kommt es zum Eindringen von Kammerwasser und zur Eintrübung der Cornea, was zur Sehverschlechterung führt. Eine Hauptaufgabe des Endothels ist die Aufrechterhaltung des

Hydratationszustandes und somit die Aufrechterhaltung der Transparenz der Hornhaut [7-10].

Auswahl ektatischer Hornhauterkrankungen bei denen Corneal Crosslinking zur Anwendung kommt:

Im Rahmen von Hornhaut-Ektasien kommt es zur fortschreitenden Hornhautverdünnung, die mit Veränderungen der stromalen Kollagenmatrix verbunden ist. Primäre Formen schließen Keratokonus, pelluzide marginale Degeneration und Keratoglobus ein, während sekundäre Formen hauptsächlich mit refraktiv-chirurgischen Eingriffen vergesellschaftet sind [1].

Keratokonus:

Der Keratokonus führt zur fortschreitenden Ausdünnung sowie kegelförmigen Verformung der Hornhaut des Auges. Die Erkrankung tritt immer beidseitig auf, kann aber auf einem Auge schwächer ausgeprägt sein, oder auch überhaupt nicht symptomatisch werden (Forme Fruste Keratokonus) [11-17].

Der Keratokonus kann progressiv sein, im Sinne einer fortschreitenden Verdünnung der Hornhaut, und zu einer Sehschwäche führen, welche durch die unregelmäßige Verformung der Hornhaut verursacht wird. In der Regel sind die betroffenen

Patient/innen kurzsichtig (myop), was sich allerdings nicht vollständig mit einer Sehhilfe korrigieren lässt, da die kegelförmige Hornhautvorwölbung eine irreguläre Hornhautverkrümmung (Astigmatismus) verursacht. Der Keratokonus manifestiert sich vorwiegend zwischen dem 20. und 30. Lebensjahr, kann aber auch vom Kindesalter an und bis zum 40.-50. Lebensjahr symptomatisch werden [17-22].

Epidemiologie ektatischer Hornhauterkrankungen:

In Ländern der westlichen Welt beträgt die Prävalenz der Keratokonus-Erkrankung etwa 1:1000–2000. In Asien oder im Mittleren Osten ist die Häufigkeit höher. Bei Erkrankungen wie dem Down-Syndrom beträgt die Häufigkeit bei bis zu 15%. Andere Studien berichten über eine Inzidenz von 1,3-22,3 pro 100 000 und eine Prävalenz von 0,4 bis 86 Fällen pro 100 000 [2].

Die Inzidenz von Hornhaut-Ektasien nach refraktiver Hornhautchirurgie ist nicht hinreichend bekannt, wird aber auf 0,04-0,6% nach Laser in situ keratomileusis (LASIK) geschätzt [3-5].

Post LASIK Ektasien repräsentieren etwa 96% aller sekundären Ektasien nach refraktiver Chirurgie, während 4% mit der photorefraktiven Keratektomie (PRK) zusammenhängen [6].

Symptome:
Durch die vermehrte Vorwölbung der Hornhaut entstehen eine Reihe

möglicher Symptome, die Schwankungen der Sehschärfe, eine Abnahme der Sehschärfe trotz Korrektur mit Brillenglas oder Kontaktlinse, eine erhöhte Lichtempfindlichkeit und Blendung, sowie das Wahrnehmen von Lichtringen um Leuchtquellen ("Halos") verursachen.

Diagnostik:

Scheimpflug Verfahren:

Bei diesem bildgebenden Verfahren der Hornhaut wird die Form der Vorder- und der Rückfläche der Hornhaut in verschiedenen Achsen aufgezeichnet und zu einer Krümmungs- und Dickenkarte verrechnet. Aus den erhobenen Daten lassen sich Krümmung in der steilsten Achse und Hornhautdicke an der dünnsten Stelle darstellen. Insbesondere bei fortgeschritteneren Fällen von Keratokonus erhält man durch dieses Verfahren verlässlichere Werte, als mit anderen Methoden, wie beispielsweise Placido-basierten Geräten. Mit der Scheimpflug Analyse lässt sich außerdem die Form der Hornhautrückfläche beurteilen, die beim Keratokonus häufig deutlicher verändert ist, als die Vorderflächenvorwölbung.

Bei *Placido-basierten Verfahren* wird die Krümmung der Hornhaut durch die Aufnahme der Reflexe von hellen Leuchtringen auf der Hornhautoberfläche berechnet. Dieses Verfahren ist vor allem bei frühen Stadien des Keratokonus hilfreich, da auch subtile Änderungen der Hornhautgeometrie evaluiert werden können.

Die auf Ultraschall basierende Hornhaut-Pachymetrie untersucht die Hornhautdicke. Im Fall eines Keratokonus wird in der Zone des

Kegels eine entsprechende Verdünnung, bzw. ein irregulärer Astigmatismus diagnostiziert.

Die Hornhauttopographie stellt bei der Diagnostik des Keratokonus eine wesentliche Untersuchungsmodalität dar.

Grundlegendes zu irregulärem Astigmatismus und Keratektasie:

Der unregelmäßige (irreguläre) Astigmatismus (Hornhautverkrümmung) kann bei milder bis moderater Ausprägung durch formstabile Kontaktlinsen korrigiert werden, da Unebenheiten der Hornhaut durch Tränenfilm, der sich unter der Kontaktlinse befindet, ausgleichen werden können, was ein gutes Sehvermögen ermöglicht. Nimmt allerdings die Vorwölbung der Hornhaut weiter zu, können formstabile (harte) Kontaktlinsen nicht mehr getragen werden, da diese immer wieder herausfallen. Verschieden alternative Behandlungsmethoden kommen in ausgewählten Fällen zum Einsatz, wie die Implantation von Ringsegmenten (Intacs), wodurch die Konfiguration der Hornhaut verändert wird, und eine bessere Sehleistung erreicht werden kann. Mit zunehmender Wölbung der Hornhaut wird diese auch progredient dünner, was zum Aufbrechen der innersten Schicht der Hornhaut (Descement Membran) führen kann und somit zur Wasseransammlung im Hornhautstroma, was Vernarbung und dauerhafte Sehverschlechterung zur Folge hat.

Die Keratektasie bezeichnet eine pathologische Ausdünnung und Vorwölbung der Hornhaut nach außen. Die Erkrankung kann primär als Frühsymptom eines Keratokonus oder iatrogen (sekundär) durch Komplikationen nach chirurgischen Eingriffen wie Augen-Laser-Behandlungen auftreten.

In der Klinik bestehen charakteristischerweise Kurzsichtigkeit und Bildverzerrungen. Als therapeutische Optionen kommen neben der Korrektur der Fehlsichtigkeit mit Brille oder Kontaktlinse die Stabilisierung der Hornhaut mittels kornealem Crosslinking oder eine Hornhauttransplantation (Keratoplastik) in Frage [6-13].

Grundprinzipien der Behandlung ektatischer Hornhauterkrankungen und Corneal Crosslinking:

Ein konservativer Ansatz bei der Behandlung von Keratektasien beinhaltet zunächst Brillen und anschließend Kontaktlinsen.

Die bis vor kurzer Zeit einzige chirurgische Möglichkeit der Therapie bestand darin, die erkrankte Hornhaut ganz oder teilweise zu entfernen und durch eine Spender-Hornhaut zu ersetzen (Hornhaut-Transplantation). Eine derartige Organtransplantation ist jedoch mit nicht unerheblichen Risiken und Komplikationen behaftet. Des Weiteren wird ein angemessenes Sehvermögen häufig erst ca. 2 Jahre nach der Operation erreicht. Die Hornhautverpflanzung beim Keratokonus betrifft vorwiegend junge Menschen, die ein über viele Jahre funktionierendes Transplantat benötigen, was durch eine Abstoßungsreaktion limitiert sein kann [6-13]. In derartigen Fällen ist das bevorzugte Verfahren eine tiefe anteriore lamellare Keratoplastik (DALK), oder auch eine penetrierende Keratoplastik (PKP).

In bestimmten Fällen können auch sog. Myoringe in die Hornhaut eingesetzt werden, welche die Hornhaut abflachen, und somit das Ausmaß des irregulären Astigmatismus reduzieren können.Bei Patient/innen mit Kontaktlinsen-Intoleranz oder schlechter visueller Funktion mit Kontaktlinsen, kann die Implantation von intrakornealen Ringsegmenten (ICRS) eine Therapieoption darstellen, was Kontaktlinsenverträglichkeit und die visuelle Rehabilitation verbessern kann [8].

Behandlung ektatischer Hornhauterkrankungen durch CXL:

Vor der Implementierung der Corneal Crosslinking Methode waren die Behandlungsmöglichkeiten für ektatische Hornhauterkrankungen primär darauf ausgerichtet, refraktive Einschränkungen auszugleichen, ohne dabei die zugrunde liegende Pathophysiologie zu beeinflussen [9].

Mit der Einführung des Corneal Crosslinking in den 1990er Jahren, hat sich das Management ektatischer Hornhauterkrankungen radikal verändert [10].

Ergebnisse der Grundlagenforschung:

Photochemische Prozesse durch CXL induziert:

Das primäre Ziel der Hornhautvernetzung ist es, die Progression der Hornhaut-Ektasie zu stoppen. Um eine Verstärkung des Hornhautgewebes zu erreichen, wird die Verwendung von Riboflavin in Kombination mit UVA Bestrahlung verwendet [5-100]. Riboflavin spielt hier eine Rolle im Sinne eines Photosensibilisators, in Zusammenhang mit einem Photopolymerisationsverfahren, und erhöht dabei die Bildung von intrafibrillären und interfibrillären Carbonyl-basierten Kohlendioxid-Bindungen, durch ein molekulares Verfahren, das bis heute nicht vollständig erforscht ist [1].

Es wurde gezeigt, dass während der frühen aeroben Phase des Vernetzungsprozesses Riboflavinmoleküle angeregt werden, und dass stromale Proteine durch Wechselwirkung mit reaktiven Sauerstoffspezies einer photosensibilisierten Oxidation unterliegen [11]. Während der zweiten anaeroben Phase, wenn Sauerstoff in geringerem Ausmaß vorhanden ist, interagiert das Hornhautstroma mit reaktiven Sauerstoffspezies. Diese photochemische Reaktion führt zu einer Erhöhung der Hornhautsteifigkeit, der Kollagenfaserdicke und der Resistenz gegenüber enzymatischem Abbau mit einer daraus folgenden Abnahme der Stromaquellung und der Permeabilität, insbesondere im vorderen Stroma [12].

Derzeit kann die photochemisch induzierte Wirkung von CXL in der Hornhaut nicht direkt durch Färbeverfahren oder mikroskopische Techniken nachgewiesen werden. Allerdings induziert CXL mehrere Veränderungen an kollagenhaltigem Gewebe, aus denen indirekte Anzeichen der Vernetzungswirkung abgeleitet werden können [9]. Tatsächlich dokumentierten Stress-Dehnungsmessungen an menschlichen und Schweinehornhäuten eine erhöhte Hornhautsteifigkeit nach CXL-Behandlung. Die straffende Wirkung scheint bei Hornhäuten mit höherem Kollagengehalt und bei älterem Gewebe deutlicher ausgeprägt zu sein [13, 14]. Darüber hinaus wurde berichtet, dass Hornhäute im Tierversuch eine verminderte Tendenz zur Quellung und Hydratation im Vergleich zu unbehandelten Kontrollen zeigten [15]. Ex-vivo Studien an Hornhäuten von Menschen und Kaninchen zeigten zudem eine Zunahme der Kollagenfaserdicke nach CXL-Behandlung [16, 17]. Die Ergebnisse der Grundlagenforschung zeigten, dass das CXL-Verfahren die Hornhautresistenz gegenüber Abbauprozessen, die durch Pepsin, Trypsin und Kollagenase vermittelt werden, mit einer Verlängerung der Umsatzzeit des Kollagens verbessert [18].

Indikationen für CXL:

Das Hauptziel von CXL ist es, die Progression der Hornhaut-Ektasie zu stoppen. Folglich sind die besten Kandidaten für diese Behandlungsmethode Patient/innen, die unter primärer oder post-refraktiv-chirurgischer-Ektasie mit dokumentiertem Fortschreiten der Erkrankung leiden. Obwohl die Kriterien zur Klassifizierung progressiver Ektasien nicht definiert wurden, sind Änderungen der

Brechung, der unkorrigierten Sehschärfe (UCVA), der bestkorrigierten Sehschärfe (BCVA) und topographische Parameter zu berücksichtigen. Bisher beinhalteten veröffentlichte klinische Studien Daten von Patient/innen, die unter klinisch progressiver Hornhaut-Ektasie litten. In vielen Berichten wurde die Progression als eine Zunahme von Kmax (steilster anteriorer Keratometriewert) von einer dpt. innerhalb eines Jahres, oder einer Veränderung in Richtung Myopie und / oder Astigmatismus ≥3 dpt. in 6 Monaten definiert, einer Veränderung des mittleren zentralen K-Wertes von ≥1,5 dpt. in drei aufeinanderfolgenden Topographien innerhalb von 6 Monaten, oder einer mittleren Abnahme der Hornhautdicke von ≥5% in drei aufeinanderfolgenden Tomographien innerhalb der letzten 6 Monate. Kontraindikationen für die Standard-CXL-Behandlung sind Hornhautdickenwerte von weniger als 400 Mikrometer, eine vorherige herpetische Infektion, schwere Hornhautnarben, oder Hornhauttrübungen, sowie bekannte schlechte epitheliale Wundheilung, schwere Augenoberflächenerkrankungen, als auch immunmediierte Erkrankungen und Schwangerschaft / Stillzeit [2-22].

Standardverfahren und klinische Ergebnisse:

Das Standard-Dresdner Protokoll, wie es von Wollensak et al. präsentiert wurde, sieht primär eine epitheliale Abrasio (Abtragen des Hornhautepithels) vor und anschließend die Applikation von 0,1% Riboflavin-Lösung für 30min., gefolgt von 30min. UVA-

Bestrahlung mit einer Wellenlänge von 370nm und einer Leistung von 3 mW / cm² (5,4 J / cm²) [22-65].

In den letzten Jahren dokumentierten mehrere prospektive und retrospektive Studien die Wirksamkeit des Standardverfahrens, die zeigten, dass das Fortschreiten der primären und sekundären Hornhaut-Ektasien durch die Therapie aufgehalten werden kann, was in vielen Fällen mit einer Verbesserung der visuellen Leistung und topographischer Indizes einherging.

Die meisten Berichte über die klinischen Ergebnisse von Standard-Epi-off-CXL sind prospektive oder retrospektive Fallstudien. Hauptparameter, die zur Evaluierung eines Therapieerfolgs herangezogen werden, sind die maximale Keratometrie (Kmax) und die am besten korrigierte Sehschärfe (BCVA). Die Nachlaufzeit betrug zwischen einem und sechs Jahren. Alle Autoren berichteten über eine Stabilisierung oder Abflachung der Hornhaut-Keratometrie Werte und eine Stabilisierung oder Verbesserung der Sehschärfe nach Standard-Epi-off-Verfahren.

Allerdings existiert nur eine relativ geringe Anzahl an randomisierten kontrollierten Studien, die die Wirksamkeit von CXL (Epi-off-Technik) bei der Behandlung (Stabilisierung) der Keratokonus-Progression bestätigt [35].

Das Dresden Protokoll:

Das ursprüngliche Behandlungsprotokoll ist bis heute das Standard-Crosslinking-Protokoll. Das "Dresdner Protokoll" beinhaltet eine De-Epithelialisierung der zentralen Hornhaut. Riboflavin-Lösung

(0,1% Riboflavin-5-phosphat und 20% Dextran T-500) wird im Anschluss als Photosensibilisator mit einer anfänglich 5-minütigen Vorbehandlungsapplikation aufgetragen, gefolgt von weiteren Anwendungen alle 5 Minuten, für die Dauer der Behandlung. Die UVA-Behandlung wird in einem Abstand von 1cm für insgesamt 30min. unter Verwendung von 370nm UVA mit einer Bestrahlungsstärke von 3mW / cm^2 angewendet.

Durch die CXL Behandlung wird eine signifikante Erhöhung der Hornhautsteifigkeit erreicht. Darüber hinaus hat sich gezeigt, dass der Durchmesser der Kollagenfasern innerhalb der Hornhaut nach der CXL-Behandlung zunimmt, ein wahrscheinlicher Schlüsselmechanismus bei der Behandlung von Hornhautektasien [66-121].

Einführung der epi-on Technik:

Die Diffusion von Riboflavin im Stroma wird durch Tight Junctions begrenzt, wobei das epitheliale Debridement als Ursache für die relevantesten Komplikationen nach CXL-Behandlung, wie intraoperative und postoperative Schmerzen, infektiöse Keratitis (PACK-CXL) und abnorme Wundheilung gilt. Die Riboflavin-Penetration durch das Epithel kann durch die Veränderung der physikochemischen Eigenschaften des Riboflavin-Moleküls oder durch die Zugabe von chemischen Enhancern in der Riboflavin-Formulierung erhöht werden [66-69].

Accelarted Corneal Crosslinking:

Diese Methode wurde in der klinischen Praxis eingeführt, um die für ein CXL-Verfahren erforderliche Zeit zu verkürzen. Diese beschleunigte Technik basiert auf dem Bunsen-Roscoe-Gesetz der photochemischen Reziprozität. Das bedeutet, dass die gleiche photochemische Wirkung mit einer Verringerung des Bestrahlungsintervalls erreicht werden kann, vorausgesetzt, dass das Gesamtenergieniveau durch eine entsprechende Erhöhung der Bestrahlungsintensität konstant gehalten wird. Derzeit können handelsübliche ultraschnelle Geräte eine Bestrahlungsintensität von 43 mW / cm^2 erreichen. Mit dieser Einstellung ist eine Gesamtbehandlungszeit von zwei Minuten erforderlich, um eine Standard-Dresdner Protokoll-Energiedosis von 3,4 J, oder eine Strahlungsbelastung von 5,4 J / cm^2 zu erreichen. Mehrere neuere in-vivo-Studien mit verschiedenen Protokollen zeigten, dass das Verfahren sicher und wirksam beim Aufhalten der Ektasie-Progression war [83].

Allgemein sind die Beobachtungszeiträume der CXL Behandlung begrenzt [121-135]. Daher ist es schwierig, zuverlässige und abschließende Schlussfolgerungen abzuleiten. Es scheint wahrscheinlich, dass die transepitheliale CXL, obwohl mit einer niedrigeren Komplikationsrate assoziiert, eine niedrigere therapeutische Wirkung als die Standard-CXL hat, und ideal für Patient/innen mit dünnen Hornhäuten, oder unkooperative Patient/innen ist. Iontophorese-assistierte CXL ist eine vielversprechende Technik, die klinisch ähnliche Ergebnisse zeigte, wie diejenigen, die mit einer Standardtechnik erreicht werden konnten, während die Vorteile der Epithelerhaltung beibehalten werden konnten. Allerdings sind die Erfahrungswerte der Iontophorese-assistierten CXL relativ gering. Accelerated CXL scheint jedoch die Behandlungszeit allgemein zu verkürzen, obwohl eine starke Variabilität angewendeter Behandlungsprotokolle existiert, die keine abschließende Sicherheitsbewertung zulassen. Daher scheinen randomisierte kontrollierte Studien, welche die Standard-CXL mit alternativen Verfahren vergleichen sinnvoll, um zu evaluieren, welches Behandlungsverfahren optimale klinische Ergebnisse liefert [1, 6].

CXL und photorefraktive Keratektomie:

Die Diagnose Keratokonus gilt seit jeher als Kontraindikation für photorefraktive Keratektomie (PRK). Doch in den letzten Jahren wurde die Idee der Durchführung von PRK bei Patient/innen mit stabilem Keratokonus vorgeschlagen. Folglich wurde die Möglichkeit der Kombination von CXL und PRK in der klinischen Praxis eingeführt. Mehrere Berichte [77, 82] zeigten klinische Erfolge, die eine Kombination von CXL und PRK entweder nacheinander oder kombiniert anwendeten (Verbesserung des sphärischen Äquivalents, des Defokusäquivalents, des unkorrigierten und best-korrigierten Visus, von Aberrationen höherer Ordnung und Kmax mit Stabilisierung der Keratokonusprogression), während einer Nachbeobachtungszeit von bis zu 24 Monaten.

Pelluzidale marginale Hornhautdegeneration:

Die pelluzidale marginale Degeneration ist eine degenerative Hornhauterkrankung, die durch eine bilaterale Verdünnung im inferioren Anteil der peripheren Hornhaut gekennzeichnet ist. In seltenen Fällen ist nur ein Auge betroffen. Die Ursache der Erkrankung ist derzeit nicht bekannt [6-13, 121].

Zeichen und Symptome:

Schmerzen sind in der Regel nicht vorhanden, allerdings ein variabler Sehverlust. In seltenen Fällen kann die Erkrankung jedoch mit Hornhautperforation mit raschem Sehverlust und Schmerzen einhergehen. Allgemein kommt es zu einer bilateralen Ausdünnung (Ektasie) im unteren und peripheren Bereich der Hornhaut. Die Verteilung der Degeneration ist halbmondförmig oder bogenförmig. Die übrige Hornhaut, die oberhalb des Verdünnungsbereichs liegt, ist normal dick und kann durch die entsprechende Konfiguration einen unregelmäßigen Astigmatismus erzeugen. Somit liegt die maximale Vorwölbung der Hornhaut unterhalb der horizontalen Mittellinie (im Gegensatz zum Keratokonus). Im Regelfall treten bei der pelluzidalen marginalen Degeneration keine Vaskularisationen, Narbenbildung, oder Ablagerungen von Lipiden auf.

Pathophysiologie:

Die pelluzidale marginale Hornhautdegeneration ist idiopathisch und nicht entzündlich. Die Ausdünnung der Hornhaut kann 20% der normalen Hornhautdicke betragen. Die Bowman-Schicht der Hornhaut kann fehlen oder unregelmäßig konfiguriert sein.

Diagnostik:

Die Mitte der Hornhaut zeigt eine normale Dicke mit einem intakten zentralen Epithel, während der untere Anteil der Hornhaut ein peripheres Band im Sinne einer Ausdünnung aufweist. Der Teil der Hornhaut, der unmittelbar an den Limbus angrenzt, ist bei der Erkrankung nicht betroffen. Ein Astigmatismus gegen die Regel ist charakteristisch. Zumeist wird die untere periphere Ausdünnung der Hornhaut zwischen der 4- und 8-Uhr-Position verifiziert.

Den Goldstandard in der Diagnostik stellt die Hornhauttopographie dar (s.o.). Die Hornhauttopographie kann ein charakteristisches "Krabbenklauenähnliches" Aussehen zeigen. Dieser Befund wird allerdings auch beim Keratokonus beobachtet. Deshalb sollte zur Diagnosestellung eine Hornhauttopographie in Verbindung mit klinischen Befunden verwendet werden.

Therapie:

Die meisten Patient/innen können nicht-chirurgisch mit Brillen oder Kontaktlinsen behandelt werden. Insbesondere in frühen Stadien der pelluzidalen marginalen Hornhautdegeneration sind Kontaktlinsen eine wirksame Therapieoption (starre, gasdurchlässige

Kontaktlinsen). Erhöhte Blendung und Kontrastempfindlichkeit können bestehen.

Die Verwendung von Skleral-Kontaktlinsen, eine Art von starren gasdurchlässigen Kontaktlinsen, stellen eine gute Option für viele Patient/innen mit pelluzidaler marginaler Degeneration dar (Durchmesser der Linsen: 15,5-18,0mm). Derartige Kontaktlinsen sind häufig komfortabler für betroffene Patient/innen. Auch führen Sklerallinsen bei richtiger Anpassung zu verbesserten Visusergebnissen im Vergleich zu Ausgangswerten [6-13, 121].

Hornhautkollagenvernetzung (Corneal Crosslinking) bei pelluzidaler marginaler Hornhautdegeneration:

Es gibt Hinweise darauf, dass die Hornhautkollagenvernetzung für Patient/innen mit pelluzidaler marginaler Hornhautdegeneration vorteilhaft sein kann. Bei fortschreitender Erkrankung trägt die photochemische Vernetzung der Hornhaut zur Verbesserung der optometrischen Parameter und zur Stabilisierung des Krankheitsprozesses bei [6-13]. Forschungsergebnisse zeigten einige vielversprechende Resultate bei der Durchführung von Crosslinking in Verbindung mit photorefraktiver Keratektomie oder mit topographiegeführter transepithelialer Oberflächenablation. Dennoch sind Langzeitergebnisse, was den klinischen Verlauf betrifft, sowie das Nebenwirkungsprofil der CXL Behandlung (z.B. auf unterschiedliche Hornhautschichten) noch nicht genügend erforscht.

Chirurgische Intervention bei pelluzidaler marginaler Hornhautdegeneration:

Die Hornhauttransplantation bei Patient/innen mit pelluzidaler marginaler Hornhautdegeneration kann aufgrund der peripheren Ausdünnung der Hornhaut, auch bei großen und off-center-Transplantaten schwierig sein. Daher ist die Operation in der Regel für Patient/innen reserviert, die keine Kontaktlinsen tolerieren. Verschiedene chirurgische Ansätze sind bekannt, diese umfassen die Keilresektion, penetrierende Keratoplastik, die lamelläre Keratoplastik, Epikeratoplastie und intracorneale Segmente. Die Transplantation der gesamten Hornhaut (penetrierende Keratoplastik-PKP) kann durchgeführt werden, wenn genügend normales Hornhautgewebe vorhanden ist. Andernfalls ist die Implantation des Transplantats erschwert.

Corneal Crosslinking als Therapieoption bei Infektionen der Hornhaut:

Die Vernetzung der Hornhaut, welche durch CXL induziert wird, hat eine antimikrobielle Wirkung, die mit UV-Licht in Verbindung steht, das mit Riboflavin als Chromophor in Wechselwirkung tritt. Tatsächlich wird UV-Bestrahlung als antimikrobielles Verfahren zur Desinfektion von Wasser, Oberflächen und Luft eingesetzt. Es schädigt sowohl die DNA als auch die RNA von Pathogenen, einschließlich Bakterien und Viren, und macht sie inaktiv. Zusätzlich scheint das photoaktivierte Riboflavin eine antimikrobielle Wirkung zu erzeugen. Tatsächlich wurde die Verwendung von Riboflavin als

Photosensibilisator zur Inaktivierung von Pathogenen in Plasma-, Plättchen- und Roten Zellprodukten beschrieben [135].

In Studien wurde gezeigt, dass Riboflavin, das durch UVA aktiviert wird, antimikrobielle Wirkung zeigt (gegen Pseudomonas aeruginosa, Staphylococcus aureus, Staphylococcus epidermidis, Streptococcus pneumoniae und Candida albicans). Die Hemmung des mikrobiellen Wachstums war bei Agarplatten, die mit UVA-aktiviertem Riboflavin behandelt wurden, signifikant höher als bei denjenigen, die mit UVA-Licht alleine behandelt wurden. Riboflavin allein zeigte jedoch keine signifikante bakterizide Wirkung [136-142].

Die erstmalige Verwendung von CXL bei infektiöser Keratitis wurde im Jahr 2008 beschrieben, als Iseli et al. über die Heilung von 5 Patient/innen mit mykobakterieller Pilzinfektion, die auf eine konventionelle Therapie nicht reagierten, berichteten [137]. Im Jahr 2013 zeigten Alio et al. in einer Meta-Analyse ähnliche Ergebnisse [138]. Im Jahr 2014 beschrieben Said et al. in einer groß angelegten prospektive klinischen Studie den Vergleich der Behandlung infektiöser Keratitis mit CXL und antimikrobieller Therapie alleine, wobei sich kein signifikanter Unterschied zwischen beiden Gruppen in Bezug auf die Heilungszeit und endgültige Sehschärfe zeigte. Die Autoren kamen zu dem Schluss, dass CXL als adjuvante Therapie geeignet ist und bei infektiöser Keratitis schwere Komplikationen, sowie die die Notwendigkeit einer Notfall-PKP reduziert.

CXL bei bullöser Keratopathie nach Kunstlinsenimplantation:

Im Falle eines Hornhautödems verursacht durch endotheliales Versagen, wurde gezeigt, dass der CXL-Effekt die Hornhautresistenz gegenüber Quellprozessen erhöht. In der Tat erhöht CXL die Kollagen-Verbindungen und verringert somit den potenziellen Raum für Ödem-Akkumulation. Daher wurde die Verwendung von Hornhaut-CXL als alternativer Ansatz für das Management der pseudophakischen bullösen Keratopathie mit dem Ziel vorgeschlagen, okuläre Beschwerden zu reduzieren, die Sehschärfe zu verbessern, und die Notwendigkeit einer Keratoplastik zu verzögern [141-156].

Erfolgsaussichten einer Behandlung mit Corneal Crosslinking:

Bisherigen publizierten Ergebnissen zu Folge kann die Hornhautquervernetzung als eine sichere Behandlung eingestuft werden. Nach erfolgter Therapie muss in den ersten vier bis fünf Tagen mit variabel starken Schmerzen gerechnet werden, bis sich das Epithel der Hornhaut wieder regeneriert hat. Anschließend ist für ca. 3 Monate mit einer etwas reduzierten Sehschärfe zu rechnen. Im Anschluss an diesen Zeitraum kommt es zu einer kontinuierlichen Verbesserung der Sehschärfe und insbesondere des Kontrastsehens [156-169].

Komplikationen der Behandlung:

Zu möglichen Behandlungsrisiken von Corneal Crosslinking zählen Infektionen und Entzündungen der Hornhaut sowie des Augeninneren, Hornhautulcera, Hornhauttrübungen und die Entwicklung eines grauen Stars. Diese können auch zu einer dauerhaften Einschränkung der Sehfunktion führen.

Behandlungsversagen:

Der Behandlungsfehler, der in 8,1-33,3% der Fälle eintritt, wird üblicherweise als fortgesetzte Progression mit einer Erhöhung der maximalen K-Werte von 1,0 dpt. über den präoperativen Werten definiert [66].

Poli et al. berichteten über ein Therapieversagen von 11% während einer Nachbeobachtungszeit von 6 Jahren. Eine Verschlechterung der Keratokonus-Entwicklung ist dadurch definiert, dass betroffene Patient/innen während des Follow-ups eine Erhöhung von mehr als 0,1 logMAR unkorrigierter und bestkorrigierter Sehschärfe und / oder eine Erhöhung der keratometrischen Werte um mehr als 0,75 dpt. erreichen [24].

Nach Standard-CXL-Verfahren sind Hornhauttrübungen (Haze) eine relativ häufige Komplikation mit einer Häufigkeit von 10-90%. Allerdings ist die Ätiologie und der natürliche Verlauf der klinischen Hornhauttrübung nach dem epi-off-Verfahren nicht eindeutig geklärt [67, 68]. In vivo Ergebnisse zeigten eine erhöhte

Stromaresistenz, die mit einer Ödem- und Keratozytenaktivierung verbunden war, die sich insbesondere 3-6 Monate nach der Behandlung verifizieren ließ, während in der späten postoperativen Phase anteriore und intermediäre Stromazellen eine Verringerung der Zelldichte und Fibrose der extrazellulären Matrix zeigten [69].

Mehrere Fälle von infektiöser Keratitis nach CXL-Behandlung wurden beschrieben, einschließlich Bakterien-, Protozoen-, Herpes- und Pilz-Keratitis. Seltenen schwerwiegenden Nebenwirkungen nach Standard CXL sind diffuse lamellare Keratitis an der LASIK-Grenzfläche, Hornhautulzera und anhaltende Hornhautödeme, durch endotheliales Versagen verursacht [70].

Schlussfolgerungen:

Angesichts bekannter Studienergebnisse [150-173] ist in Hinblick auf photochemische und Standard CXL viel Potential für zukünftige Forschungsprojekte vorhanden. Darüber hinaus gilt es Behandlungsstrategien zu identifizieren, die zu einer besseren klinischen Wirksamkeit in Kombination mit maximaler Sicherheit führen.

Zusammengefasst wird die Hornhautkollagenvernetzung als Behandlungsstrategie für progressiven Keratokonus und andere ektatische Hornhauterkrankungen in den letzten Jahren zunehmend verwendet. Die Methode basiert auf induzierten biomechanischen und zellulären Veränderungen, die durch Vernetzung induziert werden. Mit der Behandlungsmethode ist es möglich, das Fortschreiten dieser Erkrankungen zu verzögern. Bisherige Studienergebnisse haben gezeigt, dass die konsequente stabilisierende Wirkung der Quervernetzung, sowie eine

Verbesserung der Geometrie der Hornhaut, zu einer verbesserten visuellen Funktion bei betroffenen Patient/innen führen können.

Diese Veränderung des klinischen Verlaufs von Patient/innen mit ektatischen Hornhauterkrankungen durch die Behandlung, in Verbindung mit den Herausforderungen betreffend die Auswertung von Brechungsfehlern, Sehschärfe und Hornhautform, erfordern weitere wissenschaftliche Studien, welche Langzeitergebnisse und Risiken evaluieren. Nicht zuletzt ist die Etablierung einer auf Corneal Crosslinking spezialisierte Forschungsgruppe, die entsprechende Patient/innen im Rahmen der klinischen Routine und in Zusammenhang mit klinischen Studien behandelt, von hoher Relevanz. Dieses Vorhaben ist nicht zuletzt deshalb wichtig, da die Entwicklung des klinischen Erscheinungsbilds und die Risiken im Langzeitverlauf zwar teilweise, aber derzeit nicht hinreichend bekannt sind.

Als eines der führenden Zentren im Bereich des vorderen Augenabschnitts, sollen an der Augenabteilung des Krankenhaus Hietzing Patient/innen mit ektatischen Hornhauterkrankungen, bullöser Keratopathie und therapieresistenten infektiösen Hornhauterkrankungen, die für eine derartige Behandlung in Frage kommen, mittels Corneal Crosslinking behandelt werden und erhobene Daten im Rahmen von klinischen Studien evaluiert werden.

Insbesondere die Dokumentation des Therapieerfolgs im Langzeitverlauf und die Beschreibung von möglichen unerwünschten Wirkungen von CXL im Langzeitverlauf (auf Morphologie und Funktion) sind unzureichend erforscht und sollen mit diesem Projekt eingehend untersucht werden. Dieses Vorhaben verspricht klinisch relevante Aspekte, die zukünftig eine entscheidende Rolle in der Durchführung von CXL spielen könnten.

Referenzen:

1. ASCRS Cornea Clinical Committee Reshaping procedures for the surgical management of corneal ectasia. J Cataract Refract Surg. 2015;41:842–72. doi: 10.1016/j.jcrs.2015.03.010.

2. Gordon-Shaag A, Millodot M, Shneor E, Liu Y. The genetic and environmental factors for Keratoconus. Biomed Res Int. 2015;2015:795738. doi: 10.1155/2015/795738.

3. Binder PS. Analysis of ectasia after laser in situ keratomileusis: risk factors. J Cataract Refract Surg. 2007;33:1530–8. doi: 10.1016/j.jcrs.2007.04.043.

4. Chen MC, Lee N, Bourla N, Hamilton DR. Corneal biomechanical measurements before and after laser in situ keratomileusis. J Cataract Refract Surg. 2008;34:1886–91. doi: 10.1016/j.jcrs.2008.06.035.

5. Kirwan C, O'Malley D, O'Keefe M. Corneal hysteresis and corneal resistance factor in keratectasia: finding using the Reichert ocular response analyzer. Ophtalmologica. 2008;222:334–7. doi: 10.1159/000145333.

6. Randleman JB, Woodward M, Lynn MJ, Stulting RD. Risk assessment for ectasia after corneal refractive surgery. Ophthalmology. 2008;115:37–50. doi: 10.1016/j.ophtha.2007.03.073.

7. Vazirani J, Basu S. Keratoconus: current perspectives. Clin Ophthalmol. 2013;7:2019–30.

8. Ertan A, Colin J. Intracorneal rings for keratoconus and keratectasia. J Cataract Refract Surg. 2007;33(7):1303–14. doi: 10.1016/j.jcrs.2007.02.048.

9. Raiskup F, Spoerl E. Corneal crosslinking with riboflavin and ultraviolet A. I. Principles. Ocul Surf. 2013;11:65–74. doi: 10.1016/j.jtos.2013.01.002.

10. Randleman JB, Khandelwal SS, Hafezi F. Corneal cross-linking. Surv Ophthalmol. 2015;60(6):509–23. doi: 10.1016/j.survophthal.2015.04.002.

11. Kamaev P, Friedman MD, Sherr E, Muller D. Photochemical kinetics of corneal cross-linking with riboflavin. Invest Ophthalmol Vis Sci. 2012;53:2360–7. doi: 10.1167/iovs.11-9385.

12. Wollensak G. Crosslinking treatment of progressive keratoconus: new hope. Curr Opin Ophthalmol. 2006;17:356–60. doi: 10.1097/01.icu.0000233954.86723.25.

13. Wollensak G, Spoerl E, Seiler T. Stress–strain measurements of human and porcine corneas after riboflavin-ultraviolet-A-induced cross-linking. J Cataract Refract Surg. 2003;29(9):1780–5. doi: 10.1016/S0886-3350(03)00407-3.

14. Kohlhaas M, Spoerl E, Schilde T, Unger G, Wittig C, Pillunat LE. Biomechanical evidence of the distribution of cross-links in corneas treated with riboflavin and ultraviolet A light. J Cataract Refract Surg. 2006;32(2):279–83. doi: 10.1016/j.jcrs.2005.12.092.

15. Wollensak G, Aurich H, Pham DT, Wirbelauer C. Hydration behavior of porcine cornea crosslinked with riboflavin and

ultraviolet A. J Cataract Refract Surg. 2007;33(3):516–21. doi: 10.1016/j.jcrs.2006.11.015.

16. Wollensak G, Wilsch M, Spoerl E, Seiler T. Collagen fiber diameter in the rabbit cornea after collagen crosslinking by riboflavin/UVA. Cornea. 2004;23(5):503–7. doi: 10.1097/01.ico.0000105827.85025.7f.

17. Akhtar S, Almubrad T, Paladini I, Mencucci R. Keratoconus corneal architecture after riboflavin/ultraviolet A cross-linking: ultrastructural studies. Mol Vis. 2013;19:1526–37.

18. Spoerl E, Wollensak G, Seiler T. Increased resistance of crosslinked cornea against enzymatic digestion. Curr Eye Res. 2004;29(1):35–40. doi: 10.1080/02713680490513182.

19. Alhayek A, Lu PR. Corneal collagen crosslinking in keratoconus and other eye disease. Int J Ophthalmol. 2015;18(8):407–18.

20. Raiskup F, Spoerl E. Corneal crosslinking with riboflavin and ultraviolet A. Part II. Clinical indications and results. Ocul Surf. 2013;11:93–108. doi: 10.1016/j.jtos.2013.01.003.

21. Vinciguerra P, Albe E, Trazza S, Rosetta P, Vinciguerra R, Seiler T, et al. Refractive, topographic, tomographic, and aberrometric analysis of keratoconic eyes undergoing corneal cross-linking. Ophthalmology. 2009;116:369–78. doi: 10.1016/j.ophtha.2008.09.048.

22. Wollensak G, Spoerl E, Seiler T. Riboflavin/ultraviolet–a-induced collagen crosslinking for the treatment of keratoconus. Am J

Ophthalmol. 2003;135:620–7. doi: 10.1016/S0002-9394(02)02220-1.

23. Lang SJ, Messmer EM, Geerling G, Mackert MJ, Brunner T, Dollak S, et al. Prospective, randomized, double-blind trial to investigate the efficacy and safety of corneal cross-linking to halt the progression of keratoconus. BMC Ophthalmol. 2015;15:78. doi: 10.1186/s12886-015-0070-7.

24. Poli M, Lefevre A, Auxenfans C, Burillon C. Corneal collagen cross-linking for the treatment of progressive Corneal Ectasia: 6-year prospective outcome in a French population. Am J Ophthalmol. 2015;160(4):654–62. doi: 10.1016/j.ajo.2015.06.027.

25. De Bernardo M, Capasso L, Lanza M, Tortori A, Iaccarino S, Cennamo M, et al. Long-term results of corneal collagen crosslinking for progressive keratoconus. J Optom. 2015;8:180–6. doi: 10.1016/j.optom.2014.05.006.

26. McAnena L, O'Keefe M. Corneal collagen crosslinking in children with keratoconus. JAPOS. 2015;19:228–32.

27. Sedaghat M, Bagheri M, Ghavami S, Bamdad S. Changes in corneal topography and biomechanical properties after collagen cross linking for keratoconus: 1-year results. Middle East Afr J Ophthalmol. 2015;22:212–9. doi: 10.4103/0974-9233.151877.

28. Khan WA, Zaheer N, Khan S. Corneal collagen cross-linking for keratoconus: results of 3-year follow-up in Pakistani population. Can J Ophthalmol. 2015;50:143–50. doi: 10.1016/j.jcjo.2014.11.003.

29. Yildirim A, Cakir H, Kara N, Uslu H, Gurler B, Ozgurhan EB, et al. Corneal collagen crosslinking for ectasia after laser in situ keratomileusis: long-term results. J Cataract Refract Surg. 2014;40:1591–6. doi: 10.1016/j.jcrs.2014.01.042.

30. Kymionis GD, Grentzelos MA, Liakopoulos DA, Paraskevopoulos TA, Klados NE, Tsoulnaras KI, et al. Long-term follow-up of corneal collagen cross-linking for keratoconus--the Cretan study. Cornea. 2014;33:1071–9. doi: 10.1097/ICO.0000000000000248.

31. Kumar Kodavoor S, Arsiwala AZ, Ramamurthy D. One-year clinical study on efficacy of corneal cross-linking in Indian children with progressive keratoconus. Cornea. 2014;33:919–22. doi: 10.1097/ICO.0000000000000197.

32. Viswanathan D, Kumar NL, Males JJ. Outcome of corneal collagen crosslinking for progressive keratoconus in paediatric patients. Biomed Res Int. 2014;2014:140461. doi: 10.1155/2014/140461.

33. Goldich Y, Barkana Y, Wussuku Lior O, Marcovich AL, Hirsh A, Avni I, et al. Corneal collagen cross-linking for the treatment of progressive keratoconus: 3-year prospective outcome. Can J Ophthalmol. 2014;49:54–9. doi: 10.1016/j.jcjo.2013.09.002.

34. Steinberg J, Ahmadiyar M, Rost A, Frings A, Filev F, Katz T, et al. Anterior and posterior corneal changes after crosslinking for keratoconus. Optom Vis Sci. 2014;91:178–86.

35. Wittig-Silva C, Chan E, Islam FM, Wu T, Whiting M, Snibson GR. A randomized, controlled trial of corneal collagen cross-linking

in progressive keratoconus: three-year results. Ophthalmology. 2014;121:812–21. doi: 10.1016/j.ophtha.2013.10.028.

36. Elbaz U, Yeung SN, Ziai S, Lichtinger AD, Zauberman NA, Goldich Y, et al. Collagen crosslinking after radial keratotomy. Cornea. 2014;33:131–6. doi: 10.1097/ICO.0000000000000044.

37. Ghanem RC, Santhiago MR, Berti T, Netto MV, Ghanem VC. Topographic, corneal wavefront, and refractive outcomes 2 years after collagen crosslinking for progressive keratoconus. Cornea. 2014;33:43–8. doi: 10.1097/ICO.0b013e3182a9fbdf.

38. Toprak I, Yildirim C. Effects of corneal collagen crosslinking on corneal topographic indices in patients with keratoconus. Eye Contact Lens. 2013;39:385–7. doi: 10.1097/ICL.0b013e31829e907f.

39. Hashemi H, Seyedian MA, Miraftab M, Fotouhi A, Asgari S. Corneal collagen cross-linking with riboflavin and ultraviolet a irradiation for keratoconus: long-term results. Ophthalmology. 2013;120:1515–20. doi: 10.1016/j.ophtha.2013.01.012.

40. Richoz O, Mavrakanas N, Pajic B, Hafezi F. Corneal collagen cross-linking for ectasia after LASIK and photorefractive keratectomy: long-term results. Ophthalmology. 2013;120:1354–9. doi: 10.1016/j.ophtha.2012.12.027.

41. Ivarsen A, Hjortdal J. Collagen cross-linking for advanced progressive keratoconus. Cornea. 2013;32:903–6. doi: 10.1097/ICO.0b013e31828321dd.

42. Legare ME, Iovieno A, Yeung SN, Kim P, Lichtinger A, Hollands S, et al. Corneal collagen cross-linking using riboflavin and

ultraviolet A for the treatment of mild to moderate keratoconus: 2-year follow-up. Can J Ophthalmol. 2013;48:63–8. doi: 10.1016/j.jcjo.2012.11.007.

43. O'Brart DP, Kwong TQ, Patel P, McDonald RJ, O'Brart NA. Long-term follow-up of riboflavin/ultraviolet A (370 nm) corneal collagen cross-linking to halt the progression of keratoconus. Br J Ophthalmol. 2013;97:433–7. doi: 10.1136/bjophthalmol-2012-302556.

44. Arora R, Gupta D, Goyal JL, Jain P. Results of corneal collagen cross-linking in pediatric patients. J Refract Surg. 2012;28:759–62. doi: 10.3928/1081597X-20121011-02.

45. Chatzis N, Hafezi F. Progression of keratoconus and efficacy of pediatric [corrected] corneal collagen cross-linking in children and adolescents. J Refract Surg. 2012;28:753–8. doi: 10.3928/1081597X-20121011-01.

46. Vinciguerra R, Romano MR, Camesasca FI, Azzolini C, Trazza S, Morenghi E, et al. Corneal cross-linking as a treatment for keratoconus: four-year morphologic and clinical outcomes with respect to patient age. Ophthalmology. 2013;120:908–16. doi: 10.1016/j.ophtha.2012.10.023.

47. Viswanathan D, Males J. Prospective longitudinal study of corneal collagen cross-linking in progressive keratoconus. Clin Experiment Ophthalmol. 2013;41:531–6. doi: 10.1111/ceo.12035.

48. Poli M, Cornut PL, Balmitgere T, Aptel F, Janin H, Burillon C. Prospective study of corneal collagen cross-linking efficacy and tolerance in the treatment of keratoconus and corneal ectasia: 3-year

results. Cornea. 2013;32:583–90. doi: 10.1097/ICO.0b013e31825e8414.

49. Lamy R, Netto CF, Reis RG, Procopio B, Porco TC, Stewart JM, et al. Effects of corneal cross-linking on contrast sensitivity, visual acuity, and corneal topography in patients with keratoconus. Cornea. 2013;32:591–6. doi: 10.1097/ICO.0b013e31826672e2.

50. Kránitz K, Kovács I, Miháltz K, Sándor GL, Knorz MC, Németh J, et al. Corneal changes in progressive keratoconus after crosslinking assessed by Scheimpflug camera. J Refract Surg. 2012;28:645–9. doi: 10.3928/1081597X-20120823-01.

51. Guber I, Guber J, Kaufmann C, Bachmann LM, Thiel MA. Visual recovery after corneal crosslinking for keratoconus: a 1-year follow-up study. Graefes Arch Clin Exp Ophthalmol. 2013;251:803–7. doi: 10.1007/s00417-012-2133-2.

52. Vinciguerra P, Albé E, Frueh BE, Trazza S, Epstein D. Two-year corneal cross-linking results in patients younger than 18 years with documented progressive keratoconus. Am J Ophthalmol. 2012;154:520–6. doi: 10.1016/j.ajo.2012.03.020.

53. Caporossi A, Mazzotta C, Baiocchi S, Caporossi T, Denaro R, Balestrazzi A. Riboflavin-UVA-induced corneal collagen crosslinking in pediatric patients. Cornea. 2012;31:227–31. doi: 10.1097/ICO.0b013e31822159f6.

54. Goldich Y, Marcovich AL, Barkana Y, Mandel Y, Hirsh A, Morad Y, et al. Clinical and corneal biomechanical changes after collagen cross-linking with riboflavin and UV irradiation in patients

with progressive keratoconus: results after 2 years of follow-up. Cornea. 2012;31:609–14. doi: 10.1097/ICO.0b013e318226bf4a.

55. Asri D, Touboul D, Fournié P, Malet F, Garra C, Gallois A, et al. Corneal collagen crosslinking in progressive keratoconus: multicenter results from the French National Reference Center for Keratoconus. J Cataract Refract Surg. 2011;37:2137–43. doi: 10.1016/j.jcrs.2011.08.026.

56. Fuentes-Páez G, Castanera F, Gómez de Salazar-Martinez R, Salas JF, Izquierdo E. Corneal cross-linking in patients with radial keratotomy: short-term follow-up. Cornea. 2012;31:232–5. doi: 10.1097/ICO.0b013e31821f28bb.

57. Kymionis GD, Portaliou DM, Diakonis VF, Kounis GA, Panagopoulou SI, Grentzelos MA. Corneal collagen cross-linking with riboflavin and ultraviolet-A irradiation in patients with thin corneas. Am J Ophthalmol. 2012;153:24–8. doi: 10.1016/j.ajo.2011.05.036.

58. Koller T, Pajic B, Vinciguerra P, Seiler T. Flattening of the cornea after collagen crosslinking for keratoconus. J Cataract Refract Surg. 2011;37:1488–92. doi: 10.1016/j.jcrs.2011.03.041.

59. Greenstein SA, Fry KL, Hersh PS. Corneal topography indices after corneal collagen crosslinking for keratoconus and corneal ectasia: one-year results. J Cataract Refract Surg. 2011;37:1282–90. doi: 10.1016/j.jcrs.2011.01.029.

60. Raiskup F, Spoerl E. Corneal cross-linking with hypo-osmolar riboflavin solution in thin keratoconic corneas. Am J Ophthalmol. 2011;152:28–32. doi: 10.1016/j.ajo.2011.01.016.

61. Hersh PS, Greenstein SA, Fry KL. Corneal collagen crosslinking for keratoconus and corneal ectasia: One-year results. J Cataract Refract Surg. 2011;37:149–60. doi: 10.1016/j.jcrs.2010.07.030.

62. Salgado JP, Khoramnia R, Lohmann CP, Winkler von Mohrenfels C. Corneal collagen crosslinking in post-LASIK keratectasia. Br J Ophthalmol. 2011;95:493–7. doi: 10.1136/bjo.2010.179424.

63. Caporossi A, Mazzotta C, Baiocchi S, Caporossi T. Long-term results of riboflavin ultraviolet a corneal collagen cross-linking for keratoconus in Italy: the Siena eye cross study. Am J Ophthalmol. 2010;149:585–93. doi: 10.1016/j.ajo.2009.10.021.

64. Vinciguerra P, Albè E, Trazza S, Seiler T, Epstein D. Intraoperative and postoperative effects of corneal collagen cross-linking on progressive keratoconus. Arch Ophthalmol. 2009;127:1258–65. doi: 10.1001/archophthalmol.2009.205.

65. Vinciguerra P, Camesasca FI, Albè E, Trazza S. Corneal collagen cross-linking for ectasia after excimer laser refractive surgery: 1-year results. J Refract Surg. 2010;26:486–97. doi: 10.3928/1081597X-20090910-02.

66. Shalchi Z, Wang X, Nanavaty MA. Safety and efficacy of epithelium removal and transepithelial corneal collagen crosslinking for keratoconus. Eye (Lond) 2015;29:15–29. doi: 10.1038/eye.2014.230.

67. Craig JA, Mahon J, Yellowlees A, Barata T, Glanville J, Arber M, et al. Epithelium-off photochemical corneal collagen cross-linkage using riboflavin and ultraviolet a for keratoconus and

keratectasia: a systematic review and meta-analysis. Ocul Surf. 2014;12:202–14. doi: 10.1016/j.jtos.2014.05.002.

68. Greenstein SA, Fry KL, Bhatt J, Hersh PS. Natural history of corneal haze after collagen crosslinking for keratoconus and corneal ectasia: Scheimpflug and biomicroscopic analysis. J Cataract Refract Surg. 2010;36:2105–14. doi: 10.1016/j.jcrs.2010.06.067.

69. Mastropasqua L, Nubile M, Lanzini M, Calienno R, Mastropasqua R, Agnifili L, et al. Morphological modification of the cornea after standard and transepithelial corneal cross-linking as imaged by anterior segment optical coherence tomography and laser scanning in vivo confocal microscopy. Cornea. 2013;32:855–61. doi: 10.1097/ICO.0b013e3182844c60.

70. Abbouda A, Abicca I, Alio JL. Infectious keratitis following corneal crosslinking: a systematic review of reported cases: management, visual outcome, and treatment proposed. Semin Ophthalmol. 2014;13:1–7.

71. Kymionis GD, Bouzoukis DI, Diakonis VF, Portaliou DM, Pallikaris AI, Yoo SH. Diffuse lamellar keratitis after corneal crosslinking in a patient with post-laser in situ keratomileusis corneal ectasia. J Cataract Refract Surg. 2007;33:2135–7. doi: 10.1016/j.jcrs.2007.06.070.

72. Ferrari G, Iuliano L, Viganò M, Rama P. Impending corneal perforation after collagen cross-linking for herpetic keratitis. J Cataract Refract Surg. 2013;39:638–41. doi: 10.1016/j.jcrs.2013.02.006.

73. Sharma A, Nottage JM, Mirchia K, Sharma R, Mohan K, Nirankari VS. Persistent corneal edema after collagen cross-linking for keratoconus. Am J Ophthalmol. 2012;154:922–6. doi: 10.1016/j.ajo.2012.06.005.

74. Mannermaa E, Vellonen KS, Urtti A. Drug transport in corneal epithelium and blood-retina barrier: emerging role of transporters in ocular pharmacokinetics. Adv Drug Deliv Rev. 2006;58:1136–63. doi: 10.1016/j.addr.2006.07.024.

75. Baiocchi S, Mazzotta C, Cerretani D, Caporossi T, Caporossi A. Corneal crosslinking: riboflavin concentration in corneal stroma exposed with and without epithelium. J Cataract Refract Surg. 2009;35:893–9. doi: 10.1016/j.jcrs.2009.01.009.

76. Abdelghaffar W, Hantera M, Elsabagh H. Corneal collagen cross-linking: promises and problems. Br J Ophthalmol. 2010;94:1559–60. doi: 10.1136/bjo.2010.188342.

77. Ashwin PT, McDonnell PJ. Collagen cross-linkage: a comprehensive review and directions for future research. Br J Ophthalmol. 2010;94:965–70. doi: 10.1136/bjo.2009.164228.

78. Torricelli AA, Ford MR, Singh V, Santhiago MR, Dupps WJ, Wilson SE. BAC-EDTA transepithelial riboflavin-UVA crosslinking has greater biomechanical stiffening effect than standard epithelium-off in rabbit corneas. Exp Eye Res. 2014;125:114–7. doi: 10.1016/j.exer.2014.06.001.

79. Rechichi M, Daya S, Scorcia V, Meduri A, Scorcia G. Epithelial-disruption collagen crosslinking for keratoconus: one-year results. J

Cataract Refract Surg. 2013;39:1171–8. doi: 10.1016/j.jcrs.2013.05.022.

80. Acar BT, Utine CA, Ozturk V, Acar S, Ciftci F. Can the effect of transepithelial corneal collagen cross-linking be improved by increasing the duration of topical riboflavin application? An in vivo confocal microscopy study. Eye Contact Lens. 2014;40(4):207–12. doi: 10.1097/ICL.0000000000000036.

81. Lesniak SP, Hersh PS. Transepithelial corneal collagen crosslinking for keratoconus: six-month results. J Cataract Refract Surg. 2014;40:1971–9. doi: 10.1016/j.jcrs.2014.03.026.

82. De Bernardo M, Capasso L, Tortori A, Lanza M, Caliendo L, Rosa N. Trans epithelial corneal collagen crosslinking for progressive keratoconus: 6 months follow up. Cont Lens Anterior Eye. 2014;37:438–41. doi: 10.1016/j.clae.2014.07.007.

83. Khairy HA, Marey HM, Ellakwa AF. Epithelium-on corneal cross-linking treatment of progressive keratoconus: a prospective, consecutive study. Clin Ophthalmol. 2014;8:819–23.

84. Salman AG. Transepithelial corneal collagen crosslinking for progressive keratoconus in a pediatric age group. J Cataract Refract Surg. 2013;39:1164–70. doi: 10.1016/j.jcrs.2013.03.017.

85. Caporossi A, Mazzotta C, Paradiso AL, Baiocchi S, Marigliani D, Caporossi T. Transepithelial corneal collagen crosslinking for progressive keratoconus: 24-month clinical results. J Cataract Refract Surg. 2013;39:1157–63. doi: 10.1016/j.jcrs.2013.03.026.

86. Buzzonetti L, Petrocelli G. Transepithelial corneal cross-linking in pediatric patients: early results. J Refract Surg. 2012;28:763–7. doi: 10.3928/1081597X-20121011-03.

87. Spadea L, Mencucci R. Transepithelial corneal collagen cross-linking in ultrathin keratoconic corneas. Clin Ophthalmol. 2012;6:1785–92. doi: 10.2147/OPTH.S37335.

88. Filippello M, Stagni E, O'Brart D. Transepithelial corneal collagen crosslinking: bilateral study. J Cataract Refract Surg. 2012;38:283–91. doi: 10.1016/j.jcrs.2011.08.030.

89. Leccisotti A, Islam T. Transepithelial corneal collagen cross-linking in keratoconus. J Refract Surg. 2010;26:942–8. doi: 10.3928/1081597X-20100212-09.

90. Mastropasqua L, Lanzini M, Curcio C, Calienno R, Mastropasqua R, Colasante M, et al. Structural modifications and tissue response after standard epi-off and iontophoretic corneal crosslinking with different irradiation procedures. Invest Ophthalmol Vis Sci. 2014;55:2526–33. doi: 10.1167/iovs.13-13363.

91. Mastropasqua L, Nubile M, Calienno R, Mattei PA, Pedrotti E, Salgari N, et al. Corneal cross-linking: intrastromal riboflavin concentration in iontophoresis-assisted imbibition versus traditional and transepithelial techniques. Am J Ophthalmol. 2014;157:623–30. doi: 10.1016/j.ajo.2013.11.018.

92. Mencucci R, Ambrosini S, Paladini I, Favuzza E, Boccalini C, Raugei G, et al. Early effects of corneal collagen cross-linking by iontophoresis in ex vivo human corneas. Graefes Arch Clin Exp Ophthalmol. 2015;253:277–86. doi: 10.1007/s00417-014-2836-7.

93. Cassagne M, Laurent C, Rodrigues M, Galinier A, Spoerl E, Galiacy SD, et al. Iontophoresis transcorneal delivery technique for transepithelial corneal collagen crosslinking with riboflavin in a rabbit model. Invest Ophthalmol Vis Sci. 2014

94. Lombardo M, Serrao S, Rosati M, Ducoli P, Lombardo G. Biomechanical changes in the human cornea after transepithelial corneal crosslinking using iontophoresis. J Cataract Refract Surg. 2014;40:1706–15. doi: 10.1016/j.jcrs.2014.04.024.

95. Buzzonetti L, Petrocelli G, Valente P, Iarossi G, Ardia R, Petroni S. Iontophoretic transepithelial corneal cross-linking to halt keratoconus in pediatric cases: 15-month follow-up. Cornea. 2015;34:512–5. doi: 10.1097/ICO.0000000000000410.

96. Bikbova G, Bikbov M. Transepithelial corneal collagen cross-linking by iontophoresis of riboflavin. Acta Ophthalmol. 2014;92:30–4. doi: 10.1111/aos.12235.

97. Vinciguerra P, Randleman JB, Romano V, Legrottaglie EF, Rosetta P, Camesasca FI, et al. Transepithelial iontophoresis corneal collagen cross-linking for progressive keratoconus: initial clinical outcomes. J Refract Surg. 2014;30:746–53. doi: 10.3928/1081597X-20141021-06.

98. Chan TC, Chow VW, Jhanji V, Wong VW. Different topographic response between mild to moderate and advanced keratoconus after accelerated collagen cross-linking. Cornea. 2015;34:922–7. doi: 10.1097/ICO.0000000000000483.

99. Ozgurhan EB, Akcay BI, Kurt T, Yildirim Y, Demirok A. Accelerated corneal collagen cross-linking in thin keratoconic

corneas. J Refract Surg. 2015;31:386–90. doi: 10.3928/1081597X-20150521-11.

100. Marino GK, Torricelli AA, Giacomin N, Santhiago MR, Espindola R, Netto MV. Accelerated corneal collagen cross-linking for postoperative LASIK Ectasia: two-year outcomes. J Refract Surg. 2015;31:380–4. doi: 10.3928/1081597X-20150521-04.

101. Waszczykowska A, Jurowski P. Two-year accelerated corneal cross-linking outcome in patients with progressive keratoconus. Biomed Res Int. 2015;2015:325157. doi: 10.1155/2015/325157.

102. Ozgurhan EB, Kara N, Cankaya KI, Kurt T, Demirok A. Accelerated corneal cross-linking in pediatric patients with keratoconus: 24-month outcomes. J Refract Surg. 2014;30:843–9. doi: 10.3928/1081597X-20141120-01.

103. Shetty R, Nagaraja H, Jayadev C, Pahuja NK, Kurian Kummelil M, Nuijts RM. Accelerated corneal collagen cross-linking in pediatric patients: two-year follow-up results. Biomed Res Int. 2014;2014:894095.

104. Elbaz U, Shen C, Lichtinger A, Zauberman NA, Goldich Y, Chan CC, et al. Accelerated (9-mW/cm2) corneal collagen crosslinking for keratoconus-A 1-year follow-up. Cornea. 2014;33:769–73. doi: 10.1097/ICO.0000000000000154.

105. Cınar Y, Cingü AK, Turkcu FM, Yüksel H, Sahin A, Yıldırım A, et al. Accelerated corneal collagen cross-linking for progressive keratoconus. Cutan Ocul Toxicol. 2014;33:168–71. doi: 10.3109/15569527.2013.816724.

106. Ng AL, Chan TC, Cheng AC. Conventional versus accelerated corneal collagen cross-linking in the treatment of keratoconus. Clin Experiment Ophthalmol. 2015

107. Shetty R, Pahuja NK, Nuijts RM, Ajani A, Jayadev C, Sharma C, et al. Current protocols of corneal collagen cross-linking: visual, refractive, and tomographic outcomes. Am J Ophthalmol. 2015;160:243–9. doi: 10.1016/j.ajo.2015.05.019.

108. Rossi S, Orrico A, Santamaria C, Romano V, De Rosa L, Simonelli F, et al. Standard versus trans-epithelial collagen cross-linking in keratoconus patients suitable for standard collagen cross-linking. Clin Ophthalmol. 2015;9:503–9. doi: 10.2147/OPTH.S73991.

109. Brittingham S, Tappeiner C, Frueh BE. Corneal cross-linking in keratoconus using the standard and rapid treatment protocol: differences in demarcation line and 12-month outcomes. Invest Ophthalmol Vis Sci. 2014;55:8371–6. doi: 10.1167/iovs.14-15444.

110. Hashemian H, Jabbarvand M, Khodaparast M, Ameli K. Evaluation of corneal changes after conventional versus accelerated corneal cross-linking: a randomized controlled trial. J Refract Surg. 2014;30:837–42. doi: 10.3928/1081597X-20141117-02.

111. Sherif AM. Accelerated versus conventional corneal collagen cross-linking in the treatment of mild keratoconus: a comparative study. Clin Ophthalmol. 2014;8:1435–40. doi: 10.2147/OPTH.S59840.

112. Stojanovic A, Zhou W, Utheim TP. Corneal collagen cross-linking with and without epithelial removal: a contralateral study

with 0.5% hypotonic riboflavin solution. Biomed Res Int. 2014;2014:619398. doi: 10.1155/2014/619398.

113. Tomita M, Mita M, Huseynova T. Accelerated versus conventional corneal collagen crosslinking. J Cataract Refract Surg. 2014;40:1013–20. doi: 10.1016/j.jcrs.2013.12.012.

114. Cınar Y, Cingü AK, Türkcü FM, Çınar T, Yüksel H, Özkurt ZG, et al. Comparison of accelerated and conventional corneal collagen cross-linking for progressive keratoconus. Cutan Ocul Toxicol. 2014;33:218–22. doi: 10.3109/15569527.2013.834497.

115. Magli A, Forte R, Tortori A, Capasso L, Marsico G, Piozzi E. Epithelium-off corneal collagen cross-linking versus transepithelial cross-linking for pediatric keratoconus. Cornea. 2013;32:597–601. doi: 10.1097/ICO.0b013e31826cf32d.

116. Alpins N, Stamatelatos G. Customized photoastigmatic refractive keratectomy using combined topographic and refractive data for myopia and astigmatism in eyes with forme fruste and mild keratoconus. J Cataract Refract Surg. 2007;33:591–602. doi: 10.1016/j.jcrs.2006.12.014.

117. Chelala E, Rami HE, Dirani A, Fadlallah A, Fakhoury O, Warrak E. Photorefractive keratectomy in patients with mild to moderate stable keratoconus: A five-year prospective follow-up study. Clin Ophthalmol. 2013;7:1923–8.

118. Guedj M, Saad A, Audureau E, Gatinel D. Photorefractive keratectomy in patients with suspected keratoconus: Five-year follow-up. J Cataract Refract Surg. 2013;39:66–73. doi: 10.1016/j.jcrs.2012.08.058.

119. Cennamo G, Intravaja A, Boccuzzi D, Marotta G, Cennamo G. Treatment of keratoconus by topography-guided customized photorefractive keratectomy: Two-year follow-up study. J Refract Surg. 2008;24:145–9.

120. Bilgihan K, Ozdek SC, Konuk O, Akata F, Hasanreisoglu B. Results of photorefractive keratectomy in keratoconus suspects at 4 years. J Refract Surg. 2000;16:438–43.

121. Stojanovic A, Zhang J, Chen X, Nitter TA, Chen S, Wang Q. Topography-guided transepithelial surface ablation followed by corneal collagen cross-linking performed in a single combined procedure for the treatment of keratoconus and pellucid marginal degeneration. J Refract Surg. 2010;26:145–52. doi: 10.3928/1081597X-20100121-10.

122. Kymionis GD, Kontadakis GA, Kounis GA, Portaliou DM, Karavitaki AE, Magarakis M, et al. Simultaneous topography-guided PRK followed by corneal collagen cross-linking for keratoconus. J Refract Surg. 2009;25:S807–11. doi: 10.3928/1081597X-20090813-09.

123. Alessio G, L'Abbate M, Sborgia C, La Tegola MG. Photorefractive keratectomy followed by cross-linking versus cross-linking alone for management of progressive keratoconus: two-year follow-up. Am J Ophthalmol. 2013;155:54–65. doi: 10.1016/j.ajo.2012.07.004.

124. Fadlallah A, Dirani A, Chelala E, Antonios R, Cherfan G, Jarade E. Non-topography-guided PRK combined with CXL for the correction of refractive errors in patients with early stage

keratoconus. J Refract Surg. 2014;30:688–93. doi: 10.3928/1081597X-20140903-02.

125. Kanellopoulos AJ, Binder PS. Collagen cross-linking (CCL) with sequential topography-guided PRK; a temporizing alternative for keratoconus to penetrating keratoplasty. Cornea. 2007;26:891–5. doi: 10.1097/ICO.0b013e318074e424.

126. Güell JL, Verdaguer P, Elies D, Gris O, Manero F. Persistent stromal scar after PRK and CXL: different preoperative findings, similar complication. J Refract Surg. 2015;31:211–2. doi: 10.3928/1081597X-20150225-02.

127. Kymionis GD, Portaliou DM, Diakonis VF, Kontadakis GA, Krasia MS, Papadiamantis AG, et al. Posterior linear stromal haze formation after simultaneous photorefractive keratectomy followed by corneal collagen cross-linking. Invest Ophthalmol Vis Sci. 2010;51:5030–3. doi: 10.1167/iovs.09-5105.

128. Güell JL, Verdaguer P, Elies D, Gris O, Manero F. Late onset of a persistent, deep stromal scarring after PRK and corneal cross-linking in a patient with forme fruste keratoconus. J Refract Surg. 2014;30:286–8. doi: 10.3928/1081597X-20140320-09.

129. Saelens IEY, Bartels MC, Bleyen I, Van Rij G. Refractive, topographic, and visual outcomes of same-day corneal cross-linking with Ferrara intracorneal ring segments in patients with progressive keratoconus. Cornea. 2011;30:1406–8. doi: 10.1097/ICO.0b013e3182151ffc.

130. Kılıç A, Kamburoglu G, Akıncı A. Riboflavin injection into the corneal channel for combined collagen crosslinking and intrastromal

corneal ring segment implantation. J Cataract Refract Surg. 2012;38:878–83. doi: 10.1016/j.jcrs.2011.11.041.

131. Coskunseven E, Jankov MR, II, Hafezi F, Atun S, Arslan E, Kymionis GD. Effect of treatment sequence in combined intrastromal corneal rings and corneal collagen crosslinking for keratoconus. J Cataract Refract Surg. 2009;35:2084–91. doi: 10.1016/j.jcrs.2009.07.008.

132. Çakir H, Pekel G, Perente I, Genç S. Comparison of intrastromal corneal ring segment implantation only and in combination with collagen crosslinking for keratoconus. Eur J Ophthalmol. 2013;23:629–34. doi: 10.5301/ejo.5000250.

133. Yeung SN, Lichtinger A, Ku JY, Kim P, Low SA, Rootman DS. Intracorneal ring segment explantation after intracorneal ring segment implantation combined with same-day corneal collagen crosslinking in keratoconus. Cornea. 2013;32:1617–20. doi: 10.1097/ICO.0b013e3182a738ba.

134. Tabibian D, Richoz O, Hafezi F. PACK-CXL: Corneal Cross-linking for Treatment of Infectious Keratitis. J Ophthalmic Vis Res. 2015;10:77–80. doi: 10.4103/2008-322X.156122.

135. Goodrich RP. The use of riboflavin for inactivation of pathogens in blood products. Vox Sang. 2000;78:211–5.

136. Martins SA, Combs JC, Noguera G, Camacho W, Wittmann P, Walther R, et al. Antimicrobial efficacy of riboflavin/UVA combination (365 nm) in vitro for bacterial and fungal isolates: a potential new treatment for infectious keratitis. Invest Ophthalmol Vis Sci. 2008;49(8):3402–8. doi: 10.1167/iovs.07-1592.

137. Iseli HP, Thiel MA, Hafezi F, Kampmeier J, Seiler T. Ultraviolet A/riboflavin corneal cross-linking for infectious keratitis associated with corneal melts. Cornea. 2008;27:590–4. doi: 10.1097/ICO.0b013e318169d698.

138. Alio JL, Abbouda A, Valle DD, Del Castillo JM, Fernandez JA. Corneal cross linking and infectious keratitis: a systematic review with a meta-analysis of reported cases. J Ophthalmic Inflamm Infect. 2013;3:47. doi: 10.1186/1869-5760-3-47.

139. Said DG, Elalfy MS, Gatzioufas Z, El-Zakzouk ES, Hassan MA, Saif MY, et al. Collagen cross-linking with photoactivated riboflavin (PACK-CXL) for the treatment of advanced infectious keratitis with corneal melting. Ophthalmology. 2014;121:1377–82. doi: 10.1016/j.ophtha.2014.01.011.

140. Sorkin N, Varssano D. Corneal collagen crosslinking: a systematic review. Ophthalmologica. 2014;232:10–27. doi: 10.1159/000357979.

141. Ghanem RC, Santhiago MR, Berti TB, Thomaz S, Netto MV. Collagen crosslinking with riboflavin and ultraviolet-A in eyes with pseudophakic bullous keratopathy. J Cataract Refract Surg. 2010;36:273–6. doi: 10.1016/j.jcrs.2009.07.041.

142. Sharma N, Roy S, Maharana PK, Sehra SV, Sinha R, Tandon R, et al. Outcomes of corneal collagen crosslinking in pseudophakic bullous keratopathy. Cornea. 2014;33:243–6. doi: 10.1097/ICO.0000000000000025.

143. Richoz O, Kling S, Hoogewoud F, Hammer A, Tabibian D, Francois P, et al. Antibacterial efficacy of accelerated photoactivated

chromophore for keratitis-corneal collagen cross-linking (PACK-CXL) J Refract Surg. 2014;30(12):850–4. doi: 10.3928/1081597X-20141118-01.

144. Sağlk A, Ucakhan OO, Kanpolat A. Ultraviolet A and riboflavin therapy as an adjunct in corneal ulcer refractory to medical treatment. Eye Contact Lens. 2013;39(6):413–5. doi: 10.1097/ICL.0b013e3182960fdf.

145. Said DG, Elalfy MS, Gatzioufas Z, El-Zakzouk ES, Hassan MA, Saif MY, et al. Collagen cross-linking with photoactivated riboflavin (PACK-CXL) for the treatment of advanced infectious keratitis with corneal melting. Ophthalmology. 2014;121(7):1377–82. doi: 10.1016/j.ophtha.2014.01.011.

146. Shetty R, Nagaraja H, Jayadev C, Shivanna Y, Kugar T. Collagen crosslinking in the management of advanced non-resolving microbial keratitis. Br J Ophthalmol. 2014;98(8):1033–5. doi: 10.1136/bjophthalmol-2014-304944.

147. Sorkhabi R, Sedgipoor M, Mahdavifard A. Collagen cross-linking for resistant corneal ulcer. Int Ophthalmol. 2013;33(1):61–6. doi: 10.1007/s10792-012-9633-2.

148. Spiess BM, Pot SA, Florin M, Hafezi F. Corneal collagen cross-linking (CXL) for the treatment of melting keratitis in cats and dogs: a pilot study. Vet Ophthalmol. 2014;17(1):1–11. doi: 10.1111/vop.12027.

149. Tabibian D, Richoz O, Hafezi F. PACK-CXL: Corneal Cross-linking for Treatment of Infectious Keratitis. J Ophthalmic Vis Res. 2015;10(1):77–80. doi: 10.4103/2008-322X.156122.

150. Tabibian D, Richoz O, Riat A, Schrenzel J, Hafezi F. Accelerated photoactivated chromophore for keratitis-corneal collagen cross-linking as a first-line and sole treatment in early fungal keratitis. J Refract Surg. 2014;30(12):855–7. doi: 10.3928/1081597X-20141113-06.

151. Vazirani J, Vaddavalli PK. Cross-linking for microbial keratitis. Indian J Ophthalmol. 2013;61(8):441–4. doi: 10.4103/0301-4738.116068.

152. Wong RL, Gangwani RA, Yu LW, Lai JS. New treatments for bacterial keratitis. J Ophthalmol. 2012;2012:831502. doi: 10.1155/2012/83150253. Zhang ZY. Corneal cross-linking for the treatment of fungal keratitis. Cornea. 2013;32(2):217–8. doi: 10.1097/ICO.0b013e3182732d62.

153. Vajpayee RB, Shafi SN, Maharana PK, Sharma N, Jhanji V. Evaluation of corneal collagen cross-linking as an additional therapy in mycotic keratitis. Clin Experiment Ophthalmol. 2015;43(2):103–7. doi: 10.1111/ceo.12399.

154. Papaioannou L, Miligkos M, Papathanassiou M. Corneal Collagen Cross-Linking for Infectious Keratitis: A Systematic Review and Meta-Analysis. Cornea. 2015;35(1):62–71. doi: 10.1097/ICO.0000000000000644.

155. Labiris G, Giarmoukakis A, Larin R, Sideroudi H, Kozobolis VP. Corneal collagen cross-linking in a late-onset graft infectious ulcer: a case report. J Med Case Rep. 2014;8:180. doi: 10.1186/1752-1947-8-180.

156. Kozobolis V, Labiris G, Gkika M, Sideroudi H, Kaloghianni E, Papadopoulou D, et al. UV-A Collagen Cross-Linking Treatment of Bullous Keratopathy Combined With Corneal Ulcer. Cornea. 2010;29(2):235–8. doi: 10.1097/ICO.0b013e3181a81802.

157. Martins SA, Combs JC, Noguera G, Camacho W, Wittmann P, Walther R, et al. Antimicrobial efficacy of riboflavin/UVA combination (365 nm) in vitro for bacterial and fungal isolates: a potential new treatment for infectious keratitis. Invest Ophthalmol Vis Sci. 2008;49(8):3402–8. doi: 10.1167/iovs.07-1592.

158. Naseem I, Ahmad M, Hadi SM. Effect of alkylated and intercalated DNA on the generation of superoxide anion by riboflavin. Biosci Rep. 1988;8(5):485–92. doi: 10.1007/BF01121647.

159. Pileggi G, Wataha JC, Girard M, Grad I, Schrenzel J, Lange N, et al. Blue light-mediated inactivation of Enterococcus faecalis in vitro. Photodiagnosis Photodyn Ther. 2013;10(2):134–40. doi: 10.1016/j.pdpdt.2012.11.002.

160. Tsugita A, Okada Y, Uehara K. Photosensitized inactivation of ribonucleic acids in the presence of riboflavin. Biochim Biophys Acta. 1965;103(2):360–3. doi: 10.1016/0005-2787(65)90182-6.

161. Goodrich RP, Edrich RA, Li J, Seghatchian J. The Mirasol PRT system for pathogen reduction of platelets and plasma: an overview of current status and future trends. Transfus Apher Sci. 2006;35(1):5–17. doi: 10.1016/j.transci.2006.01.007.

162. Kumar V, Lockerbie O, Keil SD, Ruane PH, Platz MS, Martin CB, et al. Riboflavin and UV-light based pathogen reduction: extent

and consequence of DNA damage at the molecular level. Photochem Photobiol. 2004;80:15–21. doi: 10.1562/2003-12-23-RA-036.1.

163. Wollensak G, Spoerl E, Reber F, Seiler T. Keratocyte cytotoxicity of riboflavin/UVA-treatment in vitro. Eye (Lond) 2004;18(7):718–22. doi: 10.1038/sj.eye.6700751.

164. Famose F. Evaluation of accelerated collagen cross-linking for the treatment of melting keratitis in ten cats. Vet Ophthalmol. 2015;18(2):95–104. doi: 10.1111/vop.12112.

165. Famose F. Evaluation of accelerated collagen cross-linking for the treatment of melting keratitis in eight dogs. Vet Ophthalmol. 2014;17(5):358–67. doi: 10.1111/vop.12085.

166. Wollensak G, Spoerl E, Seiler T. Riboflavin/ultraviolet-a–induced collagen crosslinking for the treatment of keratoconus. Am J Ophthalmol 2003;135:620–627.

167. Iseli HP, Thiel MA, Hafezi F, et al. Ultraviolet A/riboflavin corneal cross-linking for infectious keratitis associated with corneal melts. Cornea 2008;27:590–594.

168. Spoerl E, Huhle M, Seiler T. Induction of cross-links in corneal tissue. Exp Eye Res 1998;66:97–103.

169. Beshtawi IM, O'Donnell C, Radhakrishnan H. Biomechanical properties of corneal tissue after ultraviolet-A–riboflavin crosslinking. J Cataract Refract Surg 2013;39:451–462.

170. Kymionis GD, Kontadakis GA, Hashemi KK. Accelerated versus conventional corneal crosslinking for refractive instability: an update. Curr Opin Ophthalmol. 2017;28(4):343-347.

171. Chow SSW, Chan TCY, Wong IYH, Fan MCY, Lai JSM, Ng ALK. Early epithelial complications of accelerated trans-epithelial corneal crosslinking in treatment of keratoconus: a case series. Int Ophthalmol. 2017 Oct 10. doi: 10.1007/s10792-017-0734-9.

172. Elling M, Kersten-Gomez I, Dick HB. Photorefractive intrastromal corneal crosslinking for the treatment of myopic refractive errors: Six-month interim findings. J Cataract Refract Surg. 2017 Jun;43(6):789-795. doi: 10.1016/j.jcrs.2017.03.036.

173. Iselin KC, Baenninger PB, Schmittinger-Zirm A, Thiel MA, Kaufmann C. Fungal Keratitis: A Six-Year Review at a Tertiary Referral Centre. Klin Monbl Augenheilkd. 2017;234(4):419-425.

Impressum:

© 2018 Wien, Österreich, Urheber: Christopher Schütze

www.ingramcontent.com/pod-product-compliance
Lightning Source LLC
Chambersburg PA
CBHW030525220526
45463CB00007B/2730